DE LA PHTHISIE

PULMONAIRE

AUX EAUX DU MONT-DORE

DE
LA PHTHISIE
PULMONAIRE

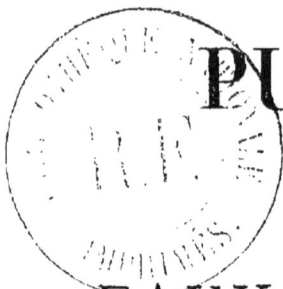

AUX

EAUX DU MONT-DORE

Par le Docteur BOUDANT

Inspecteur adjoint de ces eaux,
Professeur à l'École de Médecine de Clermont-Ferrand,
Chevalier de la Légion d'honneur, etc.

CLERMONT-FERRAND

IMPRIMERIE J. BOUCARD, LIBRAIRE

RUE B.-PASCAL, 29

1874

DE LA PHTHISIE PULMONAIRE

AUX

EAUX DU MONT-DORE

———o-o¦o-o———

Les maladies consomptives de la poitrine, quali-
fiées de phthisie au Mont-Dore, sont de deux
espèces, les unes de nature tuberculeuses, les
autres sont des pneumonies phthisiogènes.

La phthisie tuberculeuse, la vraie, la phthisie
classique, celle qui repose sur les bases et les
principes émis par Laënnec, Louis, Andral, par
l'école française enfin, est sans contredit beaucoup plus commune et plus grave que la phthisie
pneumonique ; cependant d'après M. Jaccoud, les
médecins allemands ne doutent pas que cette dernière soit bien plus fréquente, ce que nous croyons
être une profonde erreur, appuyé de l'autorité de
M. Barth à l'Académie de Médecine et de la géné-
ralité des médecins de notre époque.

Cette vérité vient, d'ailleurs, d'être démontrée par
M. Lépine, thèse de concours à l'agrégation 1872 et

par les recherches les plus minutieuses d'hystologie pathologique faites en 1873 dans les laboratoires de la Faculté de Médecine et du Collége de France, les autopsies les plus exactes ont prouvé par le microscope et même à l'œil nu que la granulation tuberculeuse était presque toujours concomitante de cette prétendue matière caséeuse et des noyaux pneumoniques qui l'entourent en même temps.

Ces pneumonies phthisiogènes sont donc plus rares que ne l'ont prétendu les médecins distingués qui se sont primitivement occupés de cette importante question. Cependant elles existent et peuvent dégénérer en phthisie ulcéreuse sans la moindre manifestation tuberculeuse.

Nous en avons observé de trois espèces : la plus fréquente est la caséeuse, qui a été si bien décrite par MM. Hérard et Cornil.

Celle par infiltration grise ou gélatiniforme considérée par Laënnec et son école comme une variété de la matière tuberculeuse.

Enfin la purulente résultant d'une ou plusieurs vomiques consomptives ou de quelques ulcérations gangreneuses du poumon, comme j'en ai observé un cas tout particulier guéri par nos eaux.

Cette dualité de la phthisie tient à une confusion regrettable dans l'explication des faits concernant spécialement la phthisie caséeuse.

Les transformations de la granulose miliaire de l'école française sont considérées au-delà du Rhin comme des produits caséeux pouvant aller jusqu'à l'ulcération et résultant d'une pneumonie lobaire interstitielle ou lobulaire primitive, tandis que pour nous, cette inflammation est provoquée et entretenue par l'évolution tuberculeuse et la présence de cette substance hétérotopique avec ses diverses métamorphoses.

D'après cet exposé, pourquoi perdre un temps précieux à discuter sur l'unité ou la dualité de la phthisie? La question nous paraît simple et facile à résoudre sans apporter aucun changement aux habitudes médicales. Toutes les altérations organiques ulcéreuses du poumon qui sont sous la dépendance de la tuberculose doivent être rattachées à la vraie phthisie, la phthisie tuberculeuse! Tandisque toutes les autres dégénérations avec cavernes ou cavernules sans tuberculose, doivent appartenir aux pneumonies phthisiogènes.

Partant de ce principe, nous allons examiner rapidement ce qui a trait à ces deux ordres d'affections de poitrine, au point de vue de notre clinique thermale.

DE LA PHTHISIE TUBERCULEUSE

Cette maladie a été de tout temps une des plus communes et des plus redoutables de l'humanité, et elle offre encore ces tristes caractères aujourd'hui, malgré tout ce qu'ont pu dire et écrire certains médecins, qui, abusés par quelques guérisons rares et heureuses, ont cru devoir prendre l'exception pour la règle : c'est qu'en effet la thérapeutique n'a qu'une prise indirecte sur les deux éléments qui constituent cette pathogénie, la diathèse! et le produit matériel qui en émane dans le poumon, le tubercule !

Cependant les eaux du Mont-Dore peuvent modérer l'affection, l'atténuer et par hasard l'annuler, si elle est accidentelle, à marche lente et torpide, si elle est assez circonscrite et à sa période initiale, enfin, dans certains cas, notre traitement contribue à la cicatrisation des cavernes ou caver·

nules par l'usage de l'eau en boisson et des aspirations.

Ce dernier moyen est un vrai traitement topique comparable au pansement d'une blessure et dont il est extrèmement curieux autant qu'intéressant de suivre les phases cicatricielles. Dans certaines circonstances ce travail s'opère même rapidement, soit par rapprochement, occlusion des cavernes, soit par cicatrices à surface libre, ou en cupules plus ou moins excavées.

Souvent, quand les cavernes sont closes, le poumon s'affaisse et on remarque de l'aplatissement sur un ou plusieurs endroits de la poitrine surtout au sommet dans la région sous-claviculaire.

Dans un mémoire très-remarquable sur la tuberculose et la phthisie, M. le docteur Trastour, de Nantes, ne peut croire à la puissance médicatrice des inhalations en pareil cas, s'il juge à propos d'en essayer surtout dans les phthisies pneumoniques, je ne doute pas que l'opinion de ce savant collègue soit promptement modifiée, j'ose dire même, dans quelques cas de cavernes tuberculeuses.

Un point important à examiner au début de l'évolution tuberculeuse, c'est d'en déterminer le diagnostic; il est souvent obscur et difficile à la période initiale. Pour des observateurs inexpérimentés, timorés ou fascinés d'illusions préconçues, rien n'est plus simple que de faire artificiellement

une phthisie avec des rhumes se renouvelant fréquemment chez des personnes délicates, ou avec
une bronchite chronique plus ou moins invétérée,
ces esprits ainsi disposés, redoutant sans cesse
cette terrible maladie, peuvent croire à son existence et qui plus est y faire croire, surtout si le
médecin observe superficiellement son malade et
entend ou se figure entendre quelques symptômes
d'auscultation si souvent passagers et communs
d'ailleurs à une foule de malaises ou de maladies
légères des bronches et du poumon.

Certes la diminution ou la rudesse du murmure
respiratoire, divers frottements, l'inspiration saccadée et l'expiration prolongée, enfin les craquements variés sont invoqués pour légitimer un
diagnostie certain ; ils ont une grande valeur sans
aucun doute, je me plais à le reconnaître ; mais
ces phénomènes si souvent invoqués à la période
initiale de l'évolution tuberculeuse, sont quelque
fois infidèles et fugaces, ils peuvent même man-
quer, c'est pourquoi j'insiste pour que l'observa-
teur tienne le plus grand compte des antécédents,
des commératifs, de l'état organique du malade; de
ses attributs extérieurs et qu'il examine avec soin
si certains principes diathésiques autres que la
tuberculeuse ne sont pas liés à l'état maladif.

Aux périodes de ramollissement, de suppuration
ou d'excavation, les signes sont tellement tranchés,
qu'il n'est plus possible de se tromper ; la seule
difficulté est de savoir si la phthisie est tubercu-

leuse ou caséeuse et si les cavernes ou cavernules sont le résultat d'une pneumonie phthisiogène ou de la tuberculeuse.

Abstraction faite de la phthisie aiguë ou galopante qui n'est pas de notre compétence ici, les différences des deux espèces de phthisie sont assez tranchées même dès le début.

La tuberculeuse procède lentement, elle se manifeste de préférence chez des sujets jeunes, pâles, débiles, lymphatiques, plus ou moins valétudinaires, s'enrhument facilement, fréquemment hémaphoïques, ayant la poitrine étroite, un habitus tout spécial et souvent d'une genèse entachée de tuberlose.

La pneumonique qu'elle soit caséeuse, ou ulcéreuse se développe indifféremment sur tous les tempéraments, épargnant peut être moins les forts que les faibles, sur les adultes et les vieillards, bien mieux dans la jeunesse, elle survient accidentellement, brusquement, à la suite d'une inflammation aiguë dont la regression est imparfaite et l'amaigrissement qui s'en suit n'offre dans le faciès, rien de la diathèse tuberculeuse, enfin la phthisie laryngée n'est presque jamais sa compagne et il y a rarement des hémoptysies.

Dans la phthisie tuberculeuse, dit avec raison, M. Jaccoud, les déterminations sont diffuses, l'extension des lésions au de là de l'appareil respiratoire est la règle, dans la pneumonique, la circonscription des désordres est bornée dans le poumon.

Dans la tuberculose, la détérioration générale de l'organisme est souvent hors de proportion avec l'exiguité des altérations locales, tandisque dans la phthisie caséeuse, il y a toujours un parallétisme parfait entre la gravité de l'état général et l'étendue des désordres pulmonaires. Voici les signes diagnostiques les plus importants fournis par la maladie.

Quant aux signes fournis par l'auscultation plessimétrique et stethoscopique ; aux périodes ultimes, ils sont les mêmes à peu de chose près. Je les passe sous silence, tant ils sont connus.

Le résumé des différences diagnostiques entre les deux phthisies est très-fondé, nous le reconsons; mais ce qui est moins assuré, c'est le rapport numérique de l'école allemande relaté par M. Jaccoud. Sur 100 cas, 88,6 de pneumonie phthisiogène, 11,4 de phthisie tuberculeuse. D'après ce que nous avons exposé des travaux les plus récents en France, c'est le rapport inverse qu'il faut prendre, encore la proportion ne serait pas assez grande.

Que la phthisie soit tuberculeuse ou caséeuse, nous avons dit ailleurs, en parlant des diathèses, que les eaux n'ont pas d'action directe sur ces produits de nouvelle formation, c'est seulement sur la pneumonie primitive ou secondaire qu'elles agissent, elles décongestionnent le tissu pulmonaire engoué, le fait est certain, fortifient l'organisme et apaisent ou détruisent les principes diathésiques, s'ils sont concométants, lymphatisme, scrofulose, herpétisme, arthritisme, syphilisme. Et nous savons que Morton, Portal et Michel Bertrand attachaient une grande importance à remédier à ces cachexies en pareille circonstance, aujourd'hui, Graves, en Angleterre, M. Pidoux, à Paris, et nos grands cliniciens français professent la même opinion.

Conclusions. 1° D'après les considérations générales ci-dessus il existerait deux espèces de phthisie pulmonaire, la tuberculeuse et des pneumonies phthisiogènes.

2° Que ces dernières soient caséeuses par infiltration grise, gélatiniforme, purulente, ulcéreuse, enfin ; elles sont moins graves, moins fréquentes, plus susceptibles de guérison que la première et presque toujours sans hémoptysie.

3° Avec de l'attention, il est très-possible d'établir le diagnostic entre ces deux phthisies.

4° Le diagnostic de la tuberculose à sa période initiale est souvent difficile, obscur et il est urgent ; tout en tenant le plus grand compte des signes fournis par l'inspection, l'auscultation, la percussion, la mensuration, de ne point négliger les circonstances commémoratives, héréditaires, organiques et autres dont nous avons déjà parlé.

5. Il n'y a pas de remèdes spécifiques contre la tuberculose, l'huile de foie de morue, les hypophosphites, les préparations iodurées, sulfureuses

et arsénicales ne peuvent être considérées comme telles.

6. Les règles d'une hygiène bien entendue sont les moyens qui conviennent le mieux pour agir sur l'organisme en général, prévenir, retarder ou arrêter l'évolution des tubercules, produits matériels de la maladie.

7. Il est donc fort important de se préoccuper de l'état général de la constitution plus ou moins prédisposée à la tuberculose par des circonstances héréditaires ou acquises, les excès, la misère, enfin par telle ou telle diathèse.

8. Une fois la granulose ou la tuberculose formées, il est aussi très-urgent d'observer leur présence dans le poumon dont ils congestionnent et enflamment le tissu d'une manière toute particulière. De là des hémoptysies plus ou moins fréquentes, plus ou moins copieuses, une toux irritative et autres phénomènes variés qui doivent être calmés et arrêtés.

9. Comme la thérapeutique n'a d'action efficace que sur les effets des tubercules, à l'égard de ces productions hétérogènes, l'assistance médicale n'est utile que pour favoriser leur tolérance ou leur évacuation, enfin la cicatrisation des cavernes.

10. Parmi les nombreux moyens mis en usage, quelques eaux minérales et certaines stations climatériques jouissent depuis des siècles d'une réputation méritée : le Mont-Dore, Bonnes et Cauterets sont de ce nombre.

11. Quand ces eaux ne guérissent pas, elles ont du moins l'avantage de calmer la toux, de dissiper la fièvre vespérale, d'arrêter les sueurs matutinales, de favoriser la nutrition et de s'opposer à l'état colliquatif.

12. Enfin dans la marche *lento gradu* de cette affection qui moissonne tant de victimes, nous considérons les [retards comme avantageux, et il importe d'arriver à cette époque de la vie où les fonctions sont définitivement équilibrées.

D'après les observations qui vont suivre, nous verrons que ce but peut être atteint et que parmi les malades dont il sera question, le plus grand nombre doit être considéré comme des cas de guérison réelle; pour plus de sûreté, nous rapporterons spécialement des exemples de malades soignés depuis dix à quinze ans; à l'exception d'un seul, tous existent encore.

Nous diviserons nos observations en trois groupes :

1° Phthisie double aux 2e et 3e degrés avec symptômes généraux graves.

2° Phthisie localisée sur un seul poumon.

3° Granulose et tuberculose aux 1er et 2e degrés arrêtées subitement dans leur évolution.

1ʳᵉ Observation.

Phthisie tuberculeuse du sommet des deux poumons, hémoptysies légères à trois reprises, oppression, douleurs erra-
tiques dans la poitrine. Une cure en 1859. Guérison appa-
rente. Retour de la maladie en 1861, même traitement, ainsi
qu'en 1862. Depuis, à divers intervalles, deux autres cures
préventives. *Guérison réelle.*

En 1859, Madame ***, habitant Paris l'hiver, le
Berry l'été, 32 ans, quatre enfants, organisation
délicate, nerveuse, assez lymphatique, mois réguliers, fut atteinte, deux ans avant, d'une rougeole
qui laissa à sa suite une trachéo-bronchite s'exaspérant au froid et à l'humidité au point de produire
des crachats hémoptoïques et des douleurs vagues
dans la poitrine. Comme l'amaigrissement était le
résultat d'une nutrition imparfaite, les docteurs
Monod et Souchard envoyèrent cette dame au
Mont-Dore dans le but d'arrêter la marche d'une
phthisie qui s'annonçait à grands pas par des craquements secs sur certains points, humides dans
d'autres.

Dès notre première inspection, le diagnostic de
cette grave maladie ne fut pas douteux, les signes
stéthoscopiques indiqués ci-dessus étaient manifestes; de plus, la respiration était courte, rude,
l'expiration très-prolongée et la matité sous sca-
pulaire était remarquable, çà et là pectoriloque
diffuse. Tous ces symptômes étaient bien plus
marqués à droite qu'à gauche. D'un autre côté, le

2

facies, l'habitus extérieur et la dyspnée annon-
çaient une maladie réelle des poumons, de même
qu'une petite toux sèche, suivie d'expectoration
mucoso-purulente, joignez à cela des sueurs nocturnes précédées d'une petite fièvre vespérale et
une hémoptysie de la valeur d'un demi-verre de
sang huit jours avant le départ pour le Mont-Dore,
circonstance qni fit hâter le voyage.

Traitement : trois demi-verres d'eau minérale
coupée avec du lait, demi-bain de César à 34 centig,
inhalations d'une demi-heure, régime de l'hôtel,
les organes digestifs n'offrant rien de maladif. —
Promenades dans les bois de sapins au grand soleil, parler le moins possible.

Vers le huitième jour, apparition des règles,
suppression des demi-bains, quatre demi-verres
d'eau minérale pure, inhalation de 45 minutes,
aussitôt les règles arrêtées, quelques crachats
sanguinolants apparaissnt, reprise des demi-bains,
suppression de la salle d'aspiraticn, la couleur
rouge des crachats disparaît, quatre jours plus
tard, retour dans la petite salle d'ihahalation pendant vingt minutes, quarante-huit heures après,
respiration dans la grande salle, l'eau a boire est
portée à quatre verres, Madame *** se trouve bien
et continue ainsi jusqu'au 21e jour, elle part dans
le meilleur état, l'auscultation était pour ainsi dire
normale, de même que la percussion et l'ensemble
de l'organisme annonçait la santé.

Je pensais revoir cette dame l'année suivante,

comme nous en étions convenus, mais, devenue
enceinte, elle en avait été empêchée, elle accoucha
même de deux jumeaux pendant la saison thermale
de 1860, et elle ne put revenir qu'en 1861, dans un
état plus mauvais que la première fois, faciès
jaune-paille, émaciation générale, toux grasse, expectoration de muco-pus et souvent sanguinolente,
roncus sibilant et rale muqueux au sommet droit,
gargouillement, pectoriloqui, résonnance de la
voix, matité, respiration courte, fièvre lente, enfin
la tuberculose passe du second degré au troisiéme
avec de petites cavernes.

Le traitement est institué comme la première
fois, mais il surexcite la malade, la poitrine s'irrite,
les crachats sont plus rouges et le sixième jour,
un demi-verre de sang est rendu le matin au réveil,
alors la fièvre s'allume, la médication thermale est
suspendue et remplacée par des béchiques avec
le sirop de perchlorure de fer, de plus, quatre ventouses sur la poitrine, pédiluves, quelques jours
après, ces symptômes d'acuité disparaissent,
nous insistons sur les pédiluves chauds, deux
demi- verres d'eau minérale avec du lait, la santé
semble revenir, les pédiluves sont échangées pour
des demi-bains qui doivent produire une plus
grande révulsion, séance de vingt minutes dans la
salle d'eau pulvérisée, cinq jours plus tard, quatre
demi-verres d'eau avec du sirop de gomme, peu à
peu l'eau est bue pure, la toux se calme, plus de
sang dans les crachats qui sont rares et deviennent

spumeux, faciès meilleur, respiration plus facile,
à l'auscultation quelques craquements humides.
Bref, Madame, continue son traitement qui lui fait
le plus grand bien et part le vingt-cinquième jour
en bon état.

A la saison, en 1862, Madame *** n'est plus reconnaissable tant elle s'est fortifiée, presque plus
de toux, point d'expectoration sanguinolante, seulement il reste de la gêne dans la respiration en
marchant un peu vite ou en montant, auscultation
bonne, je considère madame ***, comme guérie,
elle n'en suit pas moins un bon traitement thermal,
et nous insistons sur la pulvérisation denx jours
de suite, le troisième jour, inhalation de vapeur, la
boisson et les bains sont bien supportés, au départ, guérison réelle. Depuis cette époque, madame ***, est revenne au Mont Dore deux fois, à
deux et trois ans d'intervalle, les eaux employées
comme moyen préservatif l'ont chaque fois fortifiée ; aujourd'hui, sans être robuste, la santé se
maintient bonne, et je ne doute pas que madme vive
très-longtemps à l'aide de quelques ménagements.

2ᵉ Observation.

Phthisie tuberculeuse suite de pleurésie aigue. Arrêt dans son
développement dès la première cure. Huit saisons thermales. Prolongation de l'existence pendant quatorze ans.
Pneumonie accidentelle. Mort.

M. D***, de la Haute Loire, 22 ans, stature ordinaire, bonne condition sociale, cependant pâle,
maigre, organisation présentant tous les attributs
d'un phthisique me fut présenté en 1859, par le
docteur Teilhard, ancien député du Cantal, pour
avoir mon avis sur ce jeune homme auquel il s'in-
téressait vivement.

Trois mois avant, pleurésie aigue gauche avec
épanchement qui avait tenu le malade au lit sept
semaines. Depuis, rétablissement incomplet, une
petite toux sèche était restée avec douleur au côté
gauche, suite d'adhérences pseudo-membraneuses
(il n'existait plus d'épanchement), point ou presque
point d'expectoration, plusieurs fois des filets de
sang ont été constatés dans les mucosités, voix
voilée, mouvement fébrile le soir, sueurs nocturnes, faiblesse générale, appétit capricieux, sommeil assez bon.

Matité considérable sur tout le côté gauche de
la poitrine, suite d'adhérences pleurétiques. En
effet, il n'existait pas d'égophonie ni de résonnance
de la voix, seulement la couche pseudo-membra-
neuse était tellement épaisse que la respiration
n'était entendue que dans la partie centrale du pou-

mon, craquements humides au sommet gauche mêlés à du râle muqueux, respiration rude avec bronchophonie sur certains points, où le tissu pulmonaire était engoué, résonnance de la voix. A droite, les rales étaient plus secs, nul doute que nous avions affaire à une tuberculose à marche rapide, d'autant plus qu'une sœur de ce jeune homme était morte phthisique.

Un traitement régulier fut institué jusqu'au moment où la saison thermale serait ouverte. Notre malade ne manqua pas au rendez-vous.

Affirmer le bien que cette médication produisit est un fait incroyable, ce fut une transformation si heureuse et tellement extraordinaire que toute sa famille crut ce jeune homme radicalement guéri. Mon sentiment n'était pas le même, persuadé que la diathése tuberculeuse existait toujours. Pour le moment ses effets étaient conjurés, il s'agissait de la maintenir à l'état latent. C'est ce que nous avons obtenu par des conseils qui ont été suivis ponctuellement. Ce jeune homme, plein de discernement, comprenait très-bien la gravité de sa situation. Aussi quand il revint l'année suivante, en vérité bien que frêle et d'organisation délicate, il toussait encore, mais crachait à peine et la respiration était presque normale.

Le traitement fut assez modéré, suffisant cependant pour donner du ton et de la force à l'organisme. A la troisième cure thermale, maintien de la santé malgré un rhume en hiver. Mêmes pres-

criptions. Guérison paraissant réelle. Plus de signes stéthoscopiques pathogéniques, par exemple à
gauche, jamais la respiration n'a été aussi ample
qu'à droite.

Depuis cette époque, M. *** est revenu au Mont-
Dore une année sur deux et s'est toujours assez
bien porté, lorsque dans le cours de la quatorzième
année, s'étant mouillé et refroidi à la chasse en
plein hiver, il fut attaqué d'une fluxion de poitrine
qui l'emporta le septième jour.

3° Observation.

Phthisie avec cavernules à droite, tuberculose en évolution
à gauche, affection du foie, trois cures thermales. Guérison.

En 1861, 62 et 63 j'ai vu un notaire de la Charente-
Inférieure soigné habituellement par le docteur
Batandier, de Marennes, il était affecté depuis trois
ans d'une bronchite suspecte pour laquelle il fit
une cure aux eaux Bonnes et s'en trouva bien.
L'année suivante, une maladie grave du foie s'étant
déclarée, il fut envoyé à Vichy dont il obtint aussi
un grand soulagement, mais la poitrine étant fort
malade, après ce traitement, le docteur Nicolas
l'engagea à faire une station au Mont-Dore.

M. *** avait trente-cinq ans, essentiellement nerveux et bilieux, teint jaune paille, maigre, faible,

ayant en effet tous les attributs d'un homme souffrant du foie et atteint de phthisie pulmonaire : il toussait et crachait beaucoup le matin surtout, et le muco-pus rendu était souvent teinté en rouge ; c'est qu'il existait dans le sommet du poumon droit de petites cavernes dont la présence était décelée par des rales caverneux avec gargouillement, pectoritoqui indécise, en tout cas, résonnance prononcée de la voix. Dans les environs, rales muqueux, à gauche trancophonie et çà et là des craquements humides. Evidemment, M. *** avait les poumons farcis de granulose et plusieurs cavernules bien constatées à droite.

Soumis à la médication thermale, les eaux passent bien les inhalations produisent un excellent effet, les demi-bains ne sont ordonnés que de deux jours l'un, parce que M. *** en avait déjà pris vingt-un à Vichy. De plus, gargarismes répétés par rapport à des granulatious gutturales, et douches pharyngiennes les jours de bain.

Vers le dixième jour, le bien-être était si manifeste que le malade en était lui-même étonné ; J'ausculte la poitrine et je ne fus pas peu surpris des changements survenus : plus de gargouillement ni de résonnance de la voix, encore des rales cavernuleux et muqueux. La dose de l'eau à boire est portée à quatre verres, aspiration de quarante-cinq minutes, le mieux se soutient, le teint est moins jaune, la toux et les crachats ont sensiblement diminué, l'appétit est plus régulier et la digestion sans entraves. Vers le seizième jour, je fais diminuer la boisson, deux verres seulement en quatre fois et les aspirations sont d'une demi-heure parce que notre malade ressentait de la chaleur dans la poitrine et je craignais une hémoptysie. Bref, il arriva à la fin de son traitement gagnant chaque jour et partit en très-bon état.

A son arrivée chez lui, j'engageai M. *** à faire une cure de raisin par rapport à son foie et à boire quelques verres d'eau de Vichy en hiver. Mais comme il me paraissait plus important de veiller à la poitrine, j'insistai pour que pendant vingt jours en novembre et vingt jours en mars il but de l'eau du Mont-Dore le matin à jeun, afin de maintenir le bien acquis de ce côté.

Les deux années suivantes, M.*** revint au Mont-Dore continuer sa cure et l'assurer, ce qui eut lieu. Depuis, sans être robuste, il s'est toujours bien porté et remplit en ce moment les fonctions de juge de paix.

4ᵉ Observation.

Phthisie pulmonaire double. Traitement à Allevard et à Cauterets. Retard de la tuberculose vers la phthisie ulcéreuse. Elle se déclare cependant. Trois cures au Mont-Dore. Guérison complète.

Je ne connais pas d'exemple plus évident de

guérison que le cas suivant qui est assuré par dix ans de date avec une santé très-bonne.

Une dame de Dijon, soignée habituellement par le docteur Moyne, me fut adressée au Mont-Dore en 1863 par le savant et regrettable docteur Vigla.

Cette dame a environ trente ans, elle est grande et offre toutes les apparences de la diathèse phymique. Bien que dans d'excellentes conditions sociales, elle est maigre, pâle, faible, mois réguliers, ayant eu un enfant il y a cinq ans.

A dater de cette époque, elle a toujours toussé et craché au point de donner des craintes pour sa poitrine, aussi elle a été envoyée d'abord à Allévard, puis à Cauterets. Peu de temps après son retour de cette dernière station thermale, elle a eu une hémoptysie assez forte, qui se renouvela au printemps suivant, c'est alors qu'il fut décidé que Mᵐᵉ *** viendrait au Mont-Dore.

La consultation du docteur Vigla, était très-détaillée mais, loin d'être rassurante, j'examinai cette malade avec soin et je constatai une matité sous-claviculaire manifeste des deux côtés, de plus, à l'auscultation, tous les signes d'une phthisie avec une multitude de petites cavernes, à droite comme à gauche, et sur certains points se trouvaient des tubercules crus, tandis que sur d'autres, ils étaient en voie de se ramollir, aussi tous les signes stéthoscopiques de la tuberculose à ses trois périodes se trouvaient réunis.

Le cas était grave, ce qui pouvait donner quel-

que espérance, c'est que les excavations étaient
cavernuleuses, qu'il n'y avait rien d'héréditaire et
que notre malade intelligente et soigneuse se prê-
tait à nos prescriptions.

Elles furent mises en applcation avec prudence
redoutant quelque hémoptysie. Trois demi-verres
d'eau avec du sirop de gomme, demi-bain, pulvérisation mêlee de vapeur, au bout de trois jours,
rien d'insolite à constater, l'eau est bue pure,
séance d'inhalation d'une demie-heure, promenades et repos prolongés au soleil dans les bois de
sapins, Madame... va bien, elle tousse moins,
l'expectoration contient quelques grumeaux caséeux. Bon appétit, sommeil réparateur.

Le dixième jour, j'examine la poitrine, il reste
des craquements secs et humides sous-clavicu-
laires et en arrière vers la fosse sus-epineuse ou
des traces de pectoriloqui avaient été perçues la
voix est résonnante, presque pas de gargouillement.

Les prescriptions thermales sont augmentées et
continuées ainsi jusqu'au vingt-unième jour, à
cette époque, les désordres existants dans la poitrine étaient dans la meilleure voie de réparation
et la vitalité générale devenue très-remarquable.

Madame... a bu chez elle de l'eau minérale en
novembre et en mars, puis elle revint en 1864, dans
un état incomparablement meilleur qu'au moment
de son départ du Mont Dore, impossible de retrouver des indices du travail destructeur de l'année

précédente, plus de cavernes, mais encore de la rudesse respiratoire, des craquements secs, expiration prolongée et un peu de matité, d'ailleurs Madame... avait engraissé, le teint et les traits du visage étaient naturels. Si elle n'était pas sujette à une toux sèche et irritative, elle se serait cru guérie entièrement.

Ce second traitement fut suivi sans entraves, l'eau à boire fut même portée à quatre verres, séance de trente à quarante minutes à l'inhalation. Le vingtième jour, notre ex-malade nous quitta guérie entièrement.

Madame... devait revenir faire une troisième cure, elle en fût empêchée par une grossesse qui fût très-bien portée à terme, quoique les suites eussent été heureuses, elle n'en fût pas moins fatiguée et crachait de temps en temps du mucus sanguinolent, alors elle revint l'année d'après, cette dernière cure mit fin à toute préoccupation maladive, je sais qu'aujourd'hui, Madame..., se porte bien.

5ᵉ Observation.

Phthisie cavernuleuse, marchant rapidement à la colliquation, deux cures thermales, guérison.

Un vicaire du diocèse de Saint-Flour, 32 ans, nerveux, grand, pâle, maigre, très-intelligent, présentant tous les indices de la diathèse phymique, fût envoyé au Mont-Dore en 1862, parcequ'il souffrait de la poitrine, toussait beaucoup, expectorait du muco-pus sanguinolent et allait chaque jour s'épuisant, rongé par une fièvre lente, s'exaspérant le soir, il était tout suant le matin et tellement brisé qu'il ne pouvait que très-péniblement accomplir les principaux actes de son ministère.

Comme chez la malade de l'observation précédente, les signes physiques de la phtisie à tous les degrés étaient manifestes, depuis les craquements jusqu'à la pectoriloqui, heureusement qu'il n'y avait rien d'héréditaire, la maladie devait être attribuée à un excès de zèle, et à un travail au-dessus de ses forces dans un pays froid et montagneux, je dois dire cependant, que M. n'a jamais été d'une organisation robuste, en s'observant il s'était toujours assez bien porté, ce n'est que depuis une forte grippe survenue l'hiver précédent, que sa santé devint de jour en jour chancelante.

Le traitement thermal avait si bien réussi à dégager les poumons de leur hypérémie, à diminuer les cavernules dont plusieurs s'étaient cicatrisées et à fortifier l'organisme, que la tuberculose s'arrêta dans son évolution, Monsieur quitta le Mont-Dore dans un état assez satisfaisant, il garda le repos le plus complet, pendant quelques mois il suivit le traitement arsénical que je lui avais prescrit et reprit peu à peu les fonctions principales de son ministère.

L'année suivante, il revint beaucoup mieux. A peine s'il était possible de retrouver quelques processus morbides dans ses poumons et il partit tellement bien que dix-huit mois après il fut placé à la tête d'une petite cure de campagne. Il y resta quatre ans à faire le bien, lorsqu'un jour il fut écrasé par un arbre qu'il faisait abattre pour réparer le clocher de son église.

6ᵉ Observation.

Phthisie calculeuse à marche torpide. Expectoration de 46 calculs. Trois cures thermales. Grande amélioration faisant espérer une guérison.

Un fermier du Nivernais, 30 ans, maigre, grande stature, tempérament mixte, se trouvant à la tête d'une grande exploitation agricole, fréquemment exposé aux intempéries de l'atmosphère, ne se ménageant en aucune manière, s'enrhumait souvent et continuait à vaquer à ses affaires sans aucun soin, lorsqu'un jour il éprouva une assez forte hémoptysie qui exigea un traitement régulier, alors la toux diminua et un mieux général s'en suivit; trois mois après quelques hemoptoées bien moins fortes survinrent encore, ses crachats étaient épais, caséeux et crayeux. La belle saison arriva, alors son médecin, M. Chevallier, de Saint-Saulges, 'envoya au Mont-Dore.

Ce malade offre tous les attributs d'une affection phymique ; il crache du muco-pus souvent mêlé de matière crayeuse et calculeuse, parfois suivie d'un peu de sang. D'ailleurs la toux n'est pas très-fréquente, mais elle est spasmodique.

Depuis sept à huit mois, il dit avoir maigri et perdu de ses forces. Dans sa famille, il y a eu des phthisiques.

Sonorité obscure au sommet des deux poumons, craquements muqueux et sibilants, diminution du souffle respiratoire, bronchophonie, organes digestifs et autres en bon état.

Les eaux produisent beaucoup d'effet sur ce jeune homme, il tousse et crache bien plus facilement. Le huitième jour, en sortant de la salle d'inhalation, il rend dans de violents accès de toux six calculs très-durs, deux du volume d'un grain d'orge, quatre de la grosseur d'un petit pois, les uns lisses, polis, les autres fort inégaux, hérissés de pointes anguleuses droites ou fléchies en forme de crochet. Naturellement il s'écoula un peu de sang sans caractère hémoptoique. Le lendemain, le malade était assez bien, il continue son traitement comme à l'ordinaire, il produit toujours un très-bon effet et le malade partit incomparablement mieux qu'il n'était venu.

En novembre et mars, il boit chez lui de l'eau minérale pendant trois semaines ; le quinzième jour de cette dernière cure, il expectora 26 calculs en trois jours, de forme, de volume et d'inégalité semblables aux premiers; en venant au Mont-Dore, M. *** me les apporte comme démonstration.

Depuis cette époque, l'amélioration a été bien plus appréciable, tellement qu'après cette seconde cure notre malade se considérait comme guéri.

Je supposais avec raison que cette carrière pulmonaire n'était pas encore épuisée, aussi je lui conseillai de se ménager, de s'observer, afin d'éviter tout travail désorganisateur. M. *** est revenu au Mont-Dore une troisième fois, il avait expectoré encore quelque matière crétacée demi-concrète; je lui en ai même vu rendre quelques fragments. Après cette dernière cure, qui n'a duré que quinze jours, notre malade a rejoint le Nivernais. J'ai reçu de ses nouvelles cet hiver, il a encore expectoré une vingtaine de calculs, espérons qu'ils seront les derniers et qu'une guérison s'en suivra.

7e, 8e, 9e, 10e, 11e, 12e Observations.

Phthisies avec cavernes sur un point localisé des poumons. Chez plusieurs, guérison radicale, sur d'autres amélioration équivalant à une guérison.

Je réunis dans ce chapitre six observations prises au hasard dans mes notes annuelles et qui ont entre elles la plus grande analogie. Je pourrais en rapporter cent. Mon intention est de démontrer que chez quatre les cavernes se sont cicatrisées.

Chez deux les cavités sont restées faisant cupule, se remplissant une ou deux fois par jour de mucosités, surtout le matin : une fois vidées, il n'y avait plus d'apparence pathogénique, ni rien d'insolite dans la santé, tous ces malades existent encore.

Le premier cas concerne un ex-notaire de la Bourgogne, soigné par le docteur Labry, de Cormartin. Sous la clavicule gauche il s'était produit, sans cause connue, une néoplasie tuberculeuse qui s'était fondue et avait laissé au sommet du poumon trois cavernes à loger de petites amendes. La pectorilaqui était parfaite. Ce malade n'était pas arrivé à ce degré sans éprouver quelques hémoptysies, de la fièvre, de la toux et autres symptômes très-graves.

Dès la première saison thermale, une caverne, la plus petite, est presque entierement cicatrisée, les deux autres ont diminué de moitié.

Après la seconde cure, cicatrisation complète, affaissement du poumon dans cette région, plus de pectoriloqui, mais diminution du murmure respiratoire.

Quand M.*** revint la troisième fois, il était rose, frais, avait de l'appétit et avait engraissé, gaieté comme autrefois, enfin guérison radicale après cette dernière cure.

8e OBSERVATION. — La comtesse D***, de Paris, deux enfants, mais irrégulière, lymphatique, famille entachée de tuberculose, fut envoyée par le docteur Axenfeld ; elle portait à gauche du sommet deux cavernes avec gargouillement, expectoration considérable, après avoir craché, pectoriloqui. Respiration rude dans le poumon droit avec quelques craquements secs, facies et habitus entachés de la tuberculose.

Après deux cures thermales, guérison entière. Pour justifier le retour d'une troisième, il fallait alléguer une constitution lymphatique à dominer, et donner plus d'ampleur à la respiration qui était restée courte, parce que le poumon revenu sur lui-même s'était fortement affaissé.

9ᵉ OBSERVATION. — Un éditeur de Paris, 40 ans, nerveux, maigre, pâle, affaibli par une bronchite tuberculeuse datant de trois ans, crachats purulents, arrondis, un peu caséeux, souvent teintés de de rouge, fut envoyé au Mont-Dore par le docteur Frédault; il présentait au sommet des craquements humides, du râle caverneux, du gargouillement, enfin de la pectoriloqui. Légère dépression sous-claviculaire. Il existait un nombre indéterminé de petites excavations qui donnaient d'autant plus à craindre que le sujet était très-affaibli, miné par une fièvre lente avec sueurs matutinales.

Notre traitement fut employé avec le plus heureux succès. En 23 jours, ce malade n'était plus reconnaissable tant sa situation s'était améliorée.

Je ne le revis plus de cinq ans, il se croyait à peu près guéri, et moi je ne le croyais plus de ce monde lorsqu'il me revint en 1871, exactement dans le même état que la première fois. Il attribuait sa rechute aux soucis et privations de tout genre pendant le siége de Paris, principalement à plusieurs exercices ou gardes nocturnes sur les remparts.

Le traitement minéral fut analogue au premier, mais avec moins de succès, assez cependant pour arrêter la tuberculose dans son évolution et pour permettre à M. *** de s'occuper de ses affaires. On ne peut pas dire qu'il soit entièrement guéri. Pour atteindre ce but quelques nouvelles stations à nos eaux ne pourraient qu'être très-favorables.

10ᵉ OBSERVATION. — M. D***, des environs de Nîmes, 60 ans, phthisique depuis plus de dix ans, est allé plusieurs fois aux Eaux-Bonnes et à Cauterets, ce qui a arrêté la maladie dans sa marche. La tuberculose ulcérée n'en existait pas moins, lorsqu'il fut envoyé au Mont-Dore par le docteur Combal, de Montpellier. M. *** est maigre, son teint est terreux, il tousse et crache abondamment le matin du muco-pus. Sur une grande partie du sommet gauche, râle muqueux et caverneux, gargouillement, pectoriloqui, indices de cavernules multiples. Toux trachéale et laryngée, voix voilée. Appétit et sommeil bons, sueurs profuses aux moindres exercices.

Traitement minéral bien supporté, le malade se loue surtout des bains qui semblent le fortifier. Les inhalations dégagent les bronches obstruées, l'eau en boisson lui fait grand plaisir. Ce qu'il y a de certain, c'est qu'à son départ le vingt-deuxième jour, M. D*** ne semblait plus être le même homme et l'auscultation démontrait que les cavernules avaient diminué de plus de moitié.

Ce sentiment de bien-être qu'éprouvent les malades les trompe rarement; il boit de l'eau minérale chez lui en novembre et en mars, l'hiver ne produit aucune recrudescence; revenu à la saison suivante, il s'en trouve encore mieux et chante les louanges des eaux du Mont-Dore. Enfin à une troisième on peut le considérer comme guéri, en ce sens que plusieurs de ses cavernes sont cicatrisées, mais en formant *cupale*. Ce qui me le fait supposer c'est qu'il tousse et crache beaucoup, deux fois par jour, quand les dépressions sont remplies de mucosités et que le reste du temps il n'y a pas la moindre apparence de phthisie.

11e OBSERVATION. — Mlle ***, de Marseille, 18 ans, assez délicate, cependant charnue, un peu dysmennorhéique, issue de parents bien portants, avait été malade d'une fièvre éruptive six mois avant son arrivée au Mont-Dore en 1862. Une toux opiniâtre et spasmodique en avait été la conséquence. Plusieurs fois il était arrivé à cette jeune fille de cracher quelques cuillerées de sang. La respiration était courte, souvent avec un mouvement fébrile le soir, enfin craignant le développement d'une véritable phthisie, M. le docteur Roberty me l'adressa au Mont-Dore.

Il existait au poumon droit dans le creux sous-claviculaire et en arrière des craquements sibilants avec râles muqueux et caverneux sans pec-

toriloqui. Ces bruits étaient perçus moins facilement en avant, sur les deux endroits sonorité
obscure. Toux irritative, saccadée surtout en marchant vite ou en montant, pommettes injectées le
soir, sentiment insolite de chaleur, sommeil inter-
rompu par des accès de toux, presque pas d'expectoration, appétit conservé.

Soumise au traitement thermal, M{}^{lle}*** s'en trouve
assez bien, lorsque le douzième jour, une hémophtysie d'un demi-verre de sang survint, soignée
sur le champ, l'hémophtysie s'arrête. A l'exception
des pédiluves minéraux; les prescriptions thermales furent supprimées pour être reprises avec
modération cinq jours après. Alors le poumon se
trouvant très-dégagé de la congestion pérituber-
culeuse, la respiration fût plus facile, la toux diminua sensiblement et l'amélioration devint encore
plus manifeste après les règles, qui apparurent le
dix-huitième jour plus abondantes qu'autrefois.
La boisson et les inhalations furent continuées
avec succès jusqu'au départ de M{}^{lle} *** qui avait
beaucoup gagné pendant son séjour parmi nous.

Je n'étais pourtant pas rassuré sur l'avenir de cette
jeune personne qui avait passé l'hiver à Marseille,
lorsqu'elle me revint l'année suivante dans un état
incomparablemet mieux que l'année précédente,
Elle toussait encore, mais l'évolution tuberculeuse
était arrrêtée sur les points autrefois contaminés
et il ne s'était pas produit de nouvelles poussées
dans les parties environnantes

Nous prenons donc courage, un second traitement est institué, comme le premier, son action se fait sentir promptement sur le poumon qu'il dégage au moyen d'une légère expectoration sanguinolente qui dura quatre ou cinq jours sans donner d'inquiétude, quand on a l'habitude des effets de la médication thermale. Le mieux devint de plus en plus sensible. Je ne doute pas alors que le poumon ne soit décongestionné, laisse les tubercules libres, que ces derniers s'atrophient, deviennent caséeux ou passent à la régression graisseuse peut-être même à la nécrabiose.

Il faut bien que les choses se soient passées ainsi puisque la guérison s'est maintenue. M^{lle***} s'est mariée quatre ans après, elle a eu deux enfants, malheureusement elle a succombé dans ss dernière couche, à une métro-péritonite, sans aucun indice de maladie de poitrine et dix ans après son dernier traitement au Mont-Dore.

12ᵉ OBSERVATION· — Parmi les guérisons que je viens de rapporter, je n'en connais pas de plus radicale que la suivante, elle est assurée par plus de vingt-cinq ans.

Un vicaire du diocèse de Moulins est atteint d'une tuberculose aiguë au sommet du poumon gauche, la fonte se produit vite, il en résulte plusieurs cavernes, aussi la pectoriloqui est manifeste. Une fois les symptômes aigus passés, j'insiste pour que Monsieur l'abbé*** aille vite au Mont-Dore. Soigné alors par M. Bertrand, il en revient dans une position bien meilleure, il se ménage beaucoup, cependant il crache quelque fois des mucosités sanguinolentes, il boit de l'eau minérale, se retire pendant près d'un an à la campagne, retourne au Mont-Dore l'année suivante et en revient assez bien pour pouvoir être placé comme aumônier dans un hôpital. Là, il ne se fatigue pas, s'observe, se soigne, malgré quelques recrudescences, il n'en continue pas moins son ministère, revient une troisième fois au Mont-Dore, il se trouve fortifié, ne tousse presque plus, les cavernes ont disparu, le poumon est fortement déprimé. Monsieur*** est maigre, mais se porte bien, pour mon compte je l'ai vu deux fois au Mont-Dore en 1862 et 1868, dans l'espérance de se ranimer davantage. Aujourd'hui cet abbé ne peut plus être compris que parmi les les phthisiques guéris.

Nous allons maintenant donner quelques exemples de granulose et de tuberculose au début, arrêtées subitement dans leur évolution et suivies de guérison.

13ᵉ 14ᵉ 15ᵉ et 16ᵉ Observations.

13ᵉ OBSERVATION. — En 1860, le docteur Janin, du Mans, m'adressa un jeune homme de la Sarthe, vingt ans, fort distingué, taille un peu au-dessus de la moyenne, mais délicat, hémoptoïque, poitrine, faciès et habitus des prédestinés à la phthisie. D'ailleurs, s'enrhumant facilement et offrant à l'auscultation les symptômes de la période initiale de cette cruelle maladie.

Mis au traitement et au régime des affections graves de la poitrine, tout se passait bien pendant les premiers jours, lorsqu'à la fin du premier septenaire, il fût en proie à une hémorrhagie broncho-pulmonaire évaluée à prés d'un demi-litre de sang, bien vite les médications les plus actives furent employées, révulsifs aux jambes et aux bras, réfri-gérents sur la poitrine, limonade citrique et sirop de perchlorure de fer, l'hémoptysie céda, mais, re-parut encore le soir et les trois jours suivants; ce jeune homme perdit certainement près d'un litre de sang pendant la durée de cette crise.

Après un repos et des soins assidus durant huit jours, il ne restait plus aucun indice d'hémorrha-gie; le malade boit trois demi-verres d'eau miné-rale avec du sirop de Grande-Consoude et prend deux pédiluves, il se sent mieux et on le voit renaître. Sa mère veillait avec la plus grande sollicitude sur son fils qui avait grand appétit et respirait plus librement qu'avant de venir au Mont-Dore. Le sirop de Consoude est supprimé. Quatre demi-verres d'eau minérale, séance de vingt minutes à la pul-vérisation mêlée d'un quart de vapeur. M. *** se trouve très-bien, je l'ausculte, plus d'inspiration saccadée ni d'expiration prolongée, le murmure est pur et ample. Le départ a lieu le vingtcinquième jour.

J'ai eu, à plusieurs reprises, des nouvelles de M. *** qui se porte à merveille, s'est marié et occupe aujourd'hui une position considérable dans son pays.

14ᵉ Observation. — Une jeune fille de 15 ans, grasse, fraîche, lymphatico-sanguine, bien développée pour son âge, ayant été réglée plusieurs fois, était au couvent à Moulins, lorsqu'en mars 1867 elle fut affectée d'une bronchite capillaire grave qui céda en grande partie aux soins aussi assidus que judicieux du docteur Bergeon. Malgré l'insistance et la persévérance des traitements employés, il resta dans la poitrine des signes physiques de granulose ou de tuberculose qui ne pouvaient que donner des craintes sérieuses pour l'avenir.

Cette jeune fille a des craquements secs et humides dans la moitié supérieure des deux poumons, diminution du murmure respiratoire et résonnance de la voix. Sur certains points la respiration est râpeuse, sur d'autres râles muqueux. Plessimétrie obscure aussi bien en arrière qu'en avant. Toux sèche par instants, plus grasse le matin avec expectoration de grumeaux caséeux et quelquefois du mucus sanguinolent, faiblesse générale, règles supprimées, oppression et douleur dans la poitrine.

On peut dire à la rigueur que, dans le cas présent, ces divers symptômes pouvaient aussi bien appartenir à une congestion pulmonaire liée à un reste de bronchite capillaire qu'à la présence d'une néoplasie tuberculeuse. Je n'hésite pas à dire : non ! Parce que les craquements secs et humides étaient très-prononcés, qu'il y avait des crachats hémoptoïques et caséeux, fréquemment une petite fièvre vespérale, des sueurs profuses, matutinales, et qu'enfin l'amaigrissement et le teint *sui generis* de la phthisie décélaient le diagnostic du docteur Bergeon et le mien.

Prescription. — Trois demi-verres d'eau, demibain (galerie du nord), inhalation de vingt à vingt-cinq minutes, pédiluve le soir. Le traitement réussit ; quinze jours après, le changement est manifeste pour tout le monde, les règles supprimées depuis trois mois arrivent en abondance, l'eau à boire est portée à quatre verres, inhalations de trente à trente cinq minutes. Cette jeune fille part en très-bon état le 23ᵐᵉ jour, sa poitrine est fort dégagée.

Un petit traitement est suivi chez elle en novembre et mars ; deux forts rhumes pendant l'hiver, mais ne ressemblant pas aux phénomènes de la bronchite précédente. Mˡˡᵉ *** revient l'année suivante, elle s'est beaucoup développée, son teint est frais, rose, elle tousse très-peu, cependant l'auscultation retrouve bien çà et là quelques indices d'affection dont il est difficile d'apprécier la nature.

Ce second traitement fortifie la poitrine, ranime les forces. Cette jeune fille a encore besoin de soins et d'être observée, c'est ce qui ne manque pas de lui arriver en sa qualité de fille unique. Elle revient encore une troisième fois au Mont-Dore. Elle et sa famille n'ont eu qu'à se louer de leur persévérance. Aujourd'hui, Mlle *** est mariée et se porte parfaitement bien, j'ai eu occasion de la revoir en 1873 et de m'en assurer.

15e OBSERVATION. — J'ai soigné, en 1871 et 1872, un propriétaire des environs de Montluçon, trente ans, constitution phymique qui s'était trouvé absolument dans le même cas que Mlle ***, de l'observation ci-dessus. Grippe en février ayant nécessité qninze à vingt jours de traitement au lit, et un traitement très-actif, petite fièvre le soir, nuits mauvaises, pâleur, amaigrissement, perte des forces, tels sont les symptômes observés à l'arrivée du malade à nos eaux.

La percussion et l'auscultation dénotent les signes physiques d'une tuberculose non douteuse, inutile de les mentionner, d'autant plus que dans la famille, plusieurs membres ont succombé à la phthisie.

Le premier traitement thermal est infiniment salutaire, plus qu'on ne pouvait l'espérer. Il est supporté sans accidents fâcheux. Après le vingt-unième jour, on n'entendait plus que quelques craquements humides au sommet du poumon droit, la guérison est imminente.

Pendant tout l'hiver, Monsieur s'est beucoup observé, il buvait deux verres d'eau du Mont-Dore, dix jours par mois, les dix jours suivants une tasse de lait d'anesse matin et soir avec cinq gouttes de liqueur de Fowler, les dix derniers jours du mois point de traitement. Il revient en 1873, rafraichi, engraissé, cependant avec quelques signes sté-thoscopiques suspects, ils se sont dissipés pendant cette seconde cure et j'affirme que la poitrine était nettoyée à son départ, aussi dans mes notes an-nuelles, je trouve : succès complet, guérison rare.

16e OBSERVATION. — Un agent de change de Pâris est envoyé au Mont-Dore par le docteur Cons-tantin James. Depuis longtemps ce malade est souffrant de la poitrine, il tousse et crache sou-vent des particules sanguinolentes, son appétit est bon, cependant il a maigri, le teint est terne et l'affaiblissement gagne. A la vérité, Monsieur est fort occupé à son cabinet ce qui contribue à l'affai-blir d'avantage, cependant il n'a que quarante-trois ans et son tempérament nerveux annonce une grande vitalité, à l'exception de quelques hé-morrhoïdes, il n'a jamais de maladies graves sans être naturellement fort, il résistait à ses occupa-tions en prenant certains ménagements.

En exaaminant avec soin la poitrine, tous les si-gnes déjà signalés de la tuberculose au premier degré existent, j'entends même quelques râles ca-vernuleux, dès le premier traitement comme chez le malade ci-dessus, l'amélioration se manifeste de jour en jour et, il nous quitte en très-bon état.

Chez lui, il boit de l'eau du Mont Dore qui lui fait

cracher du sang, il en suspend l'usage, et insiste sur la médication arsénifére, — le lait d'ânesse et l'eau de goudron; il me revint l'année suivante dans une situation bien excellente non-seulement par rapport au faciès et à l'habitus, mais, surtout, aux signes stéthoscopiques, je ne trouve plus que quelques légers craquements secs, la toux est rare, l'expectoration est muqueuse; il n'est plus tourmenté par ses hémorrhoïdes, nul doute que la tuberculose est arrêtée dans son évolution, que cette néoplasie s'est éteinte, atrophiée, ou est passée à la régression graisseuse, la preuve c'est qu'après ce second traitement M*** est guéri et suffit à ses occupations comme autrefois.

Nous allons maintenant examiner d'autres phthisies très-graves aussi, moins cependant que la tuberculeuse.

DE LA PHTHISIE CASÉEUSE

ET DES PNEUMONIES PHTHISIOGÈNES.

————•o⚬o•————

Ces diverses pathogénies, que l'on fait rentrer aujourd'hui dans le cadre de la phthisie, ont été étudiées avec un soin tout particulier par MM. Hérard et Cornil, et en dernier lieu par M. Jaccoud, qui a traité en maître expérimenté des causes de ces affections et a établi avec précision les différences qui existent entre la phthisie tuberculeuse et les phthisies pneumoniques.

Ces dernières n'en conduisent pas moins à l'ulcération pulmonaire et à la colliquation si elles ne sont pas maîtrisées dans leur marche. Heureusement que la thérapeutique a plus de prise sur ces pneumonies phthisiogènes que sur la phthisie tuberculeuse, et que dans certains cas, elles sont dépourvues de granulose, mais bien moins souvent que ne l'ont prétendu les médecins allemands.

Comme nous l'avons exposé précédemment, nous en reconnaissons de trois espèces : la phthisie caséeuse, celle par infiltration de matière grise ou gélatiniforme, considérée par Laënnec comme une variété de la tuberculose, troisièmement la purulente ou consomptive résultant ordinairement d'une vomique, ou de quelques points gangrenés du poumon.

Ces diverses affections ont été considérées jusqu'à ce jour par les praticiens comme des phthisies accidentelles ou bien comme des pneumonies chroniques, passant outre sur les caractères anatomiques de la pneumonie chronique indiqués par Laënnec.

Ces phthisies pneumoniques peuvent être la suite d'une pneumonie ou d'une broncho-pneumonie existant sur un sujet fort et vigoureux sans aucune diathèse. Si la résolution ne s'opère pas franchement, si l'exsudat congestif persiste, s'il prend une certaine consistance ou se ramollit, enfin s'il y a eu des rechutes, alors cet infaritus sanguin entretient une inflammation sourde dans le tissu pulmonaire capable de déterminer de la matière caséeuse, de l'infiltration gélatiniforme, du pus, une vomique, quelques points gangréneux, enfin une ulcération. De même que dans la phthisie *ab hemoptoë* de Morton, le coagulum du sang qui reste dans les capillaires bronchiques peut constituer un ou plusieurs noyaux susceptibles de provoquer les mêmes accidents.

Dans la pneumonie caséeuse, la matière graisseuse, stéatomateuse ou crétacée qui est souvent la
suite d'une pneumonie épithéliale est plus ou moins
concrète, mêlée à des débrits d'épithelium, de particules caséiformes ou de vaisseaux dilacérés. Cet
exsudat ainsi emprisonné, agace, irrite à son tour
les parties environnantes et contribue à augmenter
cette production morbide qui, à la longue, peut con-
duire à l'ulcération, à la fièvre hectique et à la colliquation comme la vraie phthisie tuberculeuse.

La phthisie consomptive purulente et celle par
infiltration sont étrangères au tubercule vrai. Ces
productions résultent d'une inflammation pneumonique aiguë lobulaire ou interlobulaire terminée par suppuration. Si le pus est réuni en un seul
ou plusieurs foyers, cette collection constitue la
vomique ; mais le plus ordinairement il est dissé-
miné, comme l'infiltration grise, dans les mailles
du tissu pulmonaire. Dans ce dernier cas, si la
muqueuse n'est pas perforée, elle absorbe ces li-
quides par endosmose pour ensuite être expecto-
rés. Dans le premier cas, c'est par une trouée des
vésicules ou des capillaires bronchiques qu'ils sont
rejetés.

Ces pneumonies phthisiogènes survenant brusquement à la suite d'une inflammation de poitrine
sont plus susceptibles de régression et d'absorp-
tion que la phthisie tuberculeuse. C'est précisé-
ment pour arriver à une de ces solutions que les
eaux du Mont-Dore sont utiles. En agissant sur le

tissu pulmonaire, elles tendent à opérer la résolution de l'inflammation chronique, dès lors plus de sécrétion de matière caséeuse, gélatineuse ou purulente ; ces produits sont absorbés, ou ils s'étiolent de manière à n'être pour ainsi dire plus nuisibles.

C'est ce que nous sommes à même de constater chaque année, et il n'y a pas longtemps que des terminaisons aussi heureuses étaient considérées comme des guérisons de phthisie tuberculeuse.

Nous n'insisterons pas sur les différences, les analogies et les rapports qui existent entre ces phthisies pneumoniques et la tuberculeuse, nous les avons signalés en parlant de cette dernière sous l'invocation de l'autorité de M. Jaccoud, et nous n'ajouterons que les réflexions suivantes :

1. C'est que presque jamais ces sortes de phthisies ne sont précédées ou accompagnées d'hémoptysie et de phthisie laryngée.

2. Toutes les fois que ces pneumonies phthisiogènes ne seront pas sous l'influence de la tuberculose, les eaux du Mont-Dore seront d'une grande efficacité.

3. Il est extrêmement important au point de vue du pronostic et de la thérapie thermale d'établir le diagnostic différentiel entre ces deux sortes d'affections, les phthisies pneumoniques étant souvent curables, la tuberculeuse très-rarement et par exception.

4. Parmi les pneumonies phthisiogènes, la ca-

4

séeuse est la plus grave, elle est aussi la plus commune.

5. Quant aux excavations purulentes et quelquefois gangréneuses, elles n'offrent de gravité que par les cavernes ou cavernules qui peuvent persister et qu'il s'agit d'oblitérer par rapport à l'épuisement qui en résulte.

6. Lorsqu'il est question de la guérison de la phthisie pulmonaire par les eaux, c'est d'une pneumonie phthisiogène dont il s'agit ordinairement, les eaux salines et arsénifères, comme les eaux sulfureuses sont loin de produire des effets aussi salutaires dans la phthisie tuberculeuse.

17ᵉ Observation.

Pneumonie phthisiogène caséeuse, suite de pneumonie aiguë, congestion persistante avec hémoptoë. Une cure thermale. Guérison.

Une dame de la Sarthe, 48 ans, sanguine, très-nerveuse, avec un excès d'embonpoint, encore sous l'influence de la ménopause, sujette à des bouffées de chaleur à la tête, à des palpitations, à de l'oppression et a une toux irritative suivie souvent d'expectoration hémoptoïque, fut affectée d'une pneumonie hypostatique dans le cours de l'hiver de 1869. Cette dame fut fort malade et il a fallu plus de deux mois pour voir disparaître la fièvre et les symptômes les plus sérieux.

Parmi eux, il en est resté trois qui n'ont pas été sans laisser de l'inquiétude, la persistance de la toux, souvent de légères hémoptysies, enfin une dyspnée remarquable par instants. M. Gendrin, consulté alors, envoya Mme *** au Mont-Dore pour calmer ces états morbides tenant évidemment à une congestion des poumons, surtout à droite.

Rien au facies et à l'habitus extérieur et aux antécédants ne peut faire croire que Madame***, soit sous l'influence d'une tuberculose; elle est grasse, fraîche, rose pour ne pas dire pléthorique, elle n'en tousse pas moins, crache du sang par instants et se trouve fort oppressée.

Matité plessimétrique partout, plus accentuée à droite, sur le lobe inférieur de ce côté râle muqueux et çà et là, sous crépitant, à gauche souffle respiratoire faible, sans bruit anormal, pouls fort, plein, sans fréquence, pas de diathèse d'aucun genre, qu'un état nerveux qui rend Madame*** très-impressionnable, malgré l'état presque polysarcique dans lequel elle se trouve.

Prescriptions thermales; demi-bain de César, trois demi-verres d'eau coupée avec du lait, pulvérisation, pédiluves, pas d'aspirations de vapeur craignant de l'hémoptysie.

Vers le troisième jour, hémorrhagie broncho-pulmonaire équivalant à un demi-verre de sang, sirop de perchlorure de fer, sinapismes, ventouses, cessation du traitement thermal, il est repris le septième jour avec addition de sirop de Consoude dans l'eau minérale, Madame*** se trouve mieux.

Le quatorzième jour, hémoptysie considérable nécessitant une saignée dérivative et le perchlorure de fer, le sang s'arrête le surlendemain; accès de toux très-violents et répétés à la suite desquels sont rendus des grumeaux de matière graisseuse, comme athéromateuse, suivis de quelques caillots de sang noir.

A dater de ce moment, je ne doutais plus de la présence de noyaux caséeux dans le poumon, les jours suivants, l'inopction présenta les même caractères, quelques crachats étaient même crayeux.

Le traitement fut repris comme la première fois, mais l'eau fut bue pure, l'expectoration continua sans interruption à être caséeuse jusqu'au moment enfin où les noyaux de ce produit inorganique furent entièrement rendus.

Pendant toute cette période morbide qui a duré cinq semaines, j'ai examiné Madame***, chaque matin à l'effet de savoir s'il n'existait pas de caverne, ou cavernules, les signes ont toujours été équivoques à cet égard, il parait qu'au fur et à mesure que la matière caséeuse était rendue, la portion de poumon qui l'entourait revenait sur elle-même sans laisser de trace d'excavation, et ce qu'il y a de remarquable c'est que la santé devenait meilleure de jour en jour; enfin, il arriva un moment où la régression étant terminée, toute expectoration cessa, et Madame*** partit guérie après six semaines de traitement.

18e Observation.

Pneumonie phthésiasine purulente consomptive, suite de broncho-pneumonie. Une seule cure thermale. Guérison à peu près complète.

Un magistrat de la Haute-Savoie fut envoyé au Mont-Dore, par MM. Rilliet de Genève, et Lacour de Lyon, parcequ'il toussait beaucoup, crachait énormément de pus d'une odeur fétide et allait s'affaiblissant depuis une broncho-pneumonie qui avait mis ses jours en danger trois mois auparavant.

M. *** a 64 ans, il est grand, bien établi et a été d'une robuste constitution pendant la plus grande partie de sa vie. Depuis quelques années il s'enrhumait facilement, mais n'en vaquait pas moins à ses occupations, lorsqu'en mai 1864, après avoir eu chaud et froid, il fut subitement atteint d'une broncho-pneumonie avec point de côté à droite, crachements hémoptoïques, fièvre, etc. Au bout de trois semaines, un mieux sensible survint; mais la résolution de l'inflammation ne fut qu'imparfaite, le malade continua de tousser et de cracher de la matière puriforme infecte en très-grande abondance. Jamais les médecins n'ont pu constater de vomique ni aucune excavation pulmonaire.

Peu à peu cependant M. *** sembla se rétablir; cette apparence de mieux ne fut pas de longue durée. Epuisé chaque jour par une longue suppuration siégeant sur des organes aussi importants que ceux de la poitrine, la nutrition ne pouvait pas être assez réparatrice, il maigrissait sensiblement. C'est pourquoi il fut dirigé sur le Mont-Dore dans le but de remédier à cette situation languissante.

Il n'existe aucune caverne pulmonaire, et pas le moindre indice de tuberculose, ce qui est démontré par les antécédents, le facies, la percussion dont le son est normal, et par l'auscultation dont la respiration, surtout à droite, est muqueuse, suivie de ronchus sonores après expultion. Point de râle caverneux, ni de gargouillement, de souffle à timbre cavétaire, ni de pectoriloquie. Nous avons affaire à une infiltration purulente du poumon, sans nier que la muqueuse bronchique doive participer à ce grave état maladif.

M. *** est soumis au traitement thermal : trois demi-verres d'abord, aspirations de 30 minutes, bain tempéré. Trois jours après, un demi-verre de plus : le malade se trouve mieux. Alors la dose de l'eau à boire est portée à quatre verres. L'expectoration semble être moindre. Dans tous les cas, l'odeur est moins repoussante. Continuation du traitement qui peu à peu est augmenté.

Vers le quinzième jour, l'expectoration a dimi-

nué de moitié, le malade gagne des forces, Il passe
une partie de ses journées dans les bois de sapins
et s'en trouve bien. Enfin il part le vingt-troisième
jour, ayant suivi son traitement sans interruption, toussant et crachant quatre fois moins qu'à
son arrivée et ayant les voies respiratoires à peu
près libres. Si M. *** a suivi les conseils que je lui
ai donnés à son départ, considérant sa bonne organisation naturelle, je ne doute pas qu'il ne soit
entièrement guéri.

19ᵉ Observation.

*Phthisie consomptive avec cavernules, suite de pneumonie
gangréneuse. Une cure thermale. Guérison.*

M. *** des environs de Clermont, 58 ans, grand,
fort, bien musclé, ancien officier, sujet à des douleurs rhumatismales se fixant de préférence sur
les épaules, les bras et les reins. Après s'être
mouillé et refroidi étant à la chasse, en janvier
1865, il se met au lit croyant s'être simplement cour-
baturé M.*** voulut se lever le lendemain et faire
bonne contenance, ce qui lui fut impossible. Cependant il ne souffrait pas de ses douleurs rhumatismales habituelles ; mais il était oppressé et
toussait un peu. Il resta deux jours dans cet état

croyant à un rhume. La maladie empirant, un médecin fut appelé et constata une pleuro-pneumonie, surtout à droite.

Malgré les soins les plus intelligents, l'inflammation gagna et fut si violente que le docteur Auclerc fut consulté.

Il paraît que le malade était dans un état voisin de l'asphyxie avec une fièvre intense. C'était le neuvième jour et l'on remarque dans les crachats qui étaient infects et sanguinolents, des particules de poumons sphacélés.

Le pronostic fut des plus sombres. Considérant cependant la force et l'âge de M. ***, les médecins ne perdirent pas entièrement courage. Des médications énergiques furent instituées. Bref, elles triomphèrent d'un état aussi alarmant ; mais, pendant plus de trois semaines, le malade rendit des débris noirs et rouillés du tissu pulmonaire avec l'odeur caractéristique de la gangrène.

Une fois l'élimination complétée, cette expectoration fut remplacée par du pus et du muco-pus. Pendant trois ou quatre mois elle persista en moindre quantité, il est vrai, mais avec une odeur toujours repoussante. Elle se faisait sentir même quand M. *** vint au Mont-Dore en juillet 1865.

La percussion et l'auscultation démontrèrent l'existence de plusieurs cavernules, au moyen des signes que nous avons relatés déjà dans les observations précédentes ; de plus, la face était grippée, terreuse, le corps fort amaigri et la faiblesse allait croissant. Il était temps pour M. *** qu'il arrivât au Mont–Dore.

Les Eaux lui firent un bien inouï ; dix jours après il n'était plus reconnaissable, le vingtième la résurrection était complète, les cavernes cicatrisées, pas la moindre toux ni aucune expectoration. Ce cas est un des plus intéressants aux points de vue de la science et de la clinique que j'aie observés aux Eaux.

DE LA PHTHISIE DES GANGLIONS BRONCHIQUES

Cette espèce de phthisie, que l'on observe spécialement chez les enfants de huit à quinze ans, est comme les précédentes : tantôt tuberculeuse, d'autrefois elle est le résultat d'une infiltration de matière caséeuse.

Elle est le plus souvent précédée et accompagnée de bronchite, alors les ganglions qui entourent les conduits aérifères et les vaisseaux sanguins se tuméfient pour devenir aussi gros qu'une noisette, qu'une amande et gênent plus ou moins la respiration et la circulation.

Si l'inflammation ne se résout pas franchement, que le jeune malade soit lymphatique, scrofuleux ou dans de mauvaises conditions hygiéniques, une explosion tuberculeuse est à craindre ou bien une production caséeuse, gélatineuse, enfin des cavernes.

Il peut arriver aussi par le fait d'adhérences intimes avec les bronches ou de gros vaisseaux que, dans la période de suppuration, le pus passe au travers d'une fistule et soit rejeté par la bouche ou bien entraîné dans le torrent de la circulation pour amener promptement un empoisonnement; enfin, il peut aussi s'épancher dans l'un des médiastins et constituer un abcès, un pneumo-thorax.

Cette espèce de phthisie, quoique très-grave, l'est cependant moins que celle des poumons. Son diagnostic vrai est bien plus difficile à établir par la plessimétrie et l'auscultation. La toux, la nature des crachats, l'essoufflement, l'induration des glandes sous-maxillaires ou cervicales, sont bien des indices, mais sans certitude, surtout si les poumons sont sains. Si par la pression vers la fourchette sternale il est possible de constater la tuméfaction des ganglions bronchiques et qu'en même temps la figure soit cyanosée par l'effet de la compression veineuse, alors nous sommes au moins assuré de l'existence d'une bronchite ganglionnaire, et, quand les malades guérissent, nous supposons modestement que nous avions affaire à cette maladie seulement.

Quoiqu'il en soit, les effets des eaux sont généralement avantageux chez ces jeunes malades, nous allons en fournir plusieurs exemples.

20e OBSERVATION.—Un jeune garçon des environs d'Issoire, issu de parents sains. Douze ans, lymphatique, assez développé pour son âge, ayant eu beaucoup d'éruptions gourmeuses aux yeux et aux glandes sous-maxillaires, dans sa plus tendre enfance a toujours été très-sujet aux rhumes et aux maux de gorge.

Depuis l'hiver de 1868, sa poitrine s'est prise davantage, en ce moment il tousse beaucoup, les bronches sont enchiffrenées l'auscultation ne dénote que du râle muqueux dans les gros tuyaux aérifères, les glandes du cou sont encore engorgées, et on sent au niveau de la fourchette sternale et en arrière des ganglions tuméfiés qui gênent la respiration et surtout la circulation, aussi par instants, il y a de l'essoufflement et la figure. pâle ordinairement, est d'un rouge pourpre, l'enfant a maigri, son faciès présente les attributs d'une phthisie au premier degré.

Comme la percussion et l'auscultation des poumons sont normales, ce n'est que par exclusion que nous qualifions l'état maladif, bronchite ou phthisie ganglionnaire.

Le traitement thermal suivi en 1868 a produit un bien manifeste, au départ de ce jeune malade, les ganglions avaient très-sensiblement diminué, la toux était presque nulle et la coloration naturelle du visage annonçait que la circulation veineuse se faisait sans entraves, enfin la nutrition était plus réparatrice.

Soigné chez lui avec la plus grande sollicitude pendant l'hiver, sa santé s'est maintenue relativement bien meilleure. Revenu l'année suivante au

Mont-Dore, les eaux ont produit un effet encore plus salutaire que la première fois, ce jeune homme a aujourd'hi dix-sept ans et se porte bien.

21e Observation. — A peu près à la même époque, j'ai soigné un enfant de sept ans, né en Afrique et y habitant, qui se trouvait dans des conditions presque semblables, seulement il était plus faible d'organisation et la maladie plus avancée. Le muco-pus expectoré était si considérable, que ce petit être, déjà si délicat, en était épuisé et l'on observait très-bien que la toux qui précédait ne dépassait pas les gros tuyaux bronchiques; c'est, d'ailleurs, ce que démontrait l'auscultation et la percussion, en effet, les poumons étaient indemnes.

Deux cures thermales ont suffi pour rétablir cet organisme si détérioré et faire disparaître les tuméfactions glanduleuses, causes de la bronchite soupçonnée phymique, comme le croyait aussi le docteur Texier, d'Alger, médecin du petit malade.

22e observation. — Une petite fille de huit ans fut envoyée au Mont Dore en 1865 par M. Axenfeld, pour y être traitée d'une toux bronchique à forme catarrhale, toussant souvent et crachant abondamment du muco-pus, comme si elle avait eu soixante ans.

Issue de parents âgés et valétudinaires habitant un quartier de Paris mal aéré et sans soleil, sortant peu, elle avait un teint blanc de lait avec bouffissure du visage accompagnée de glandes sous-maxillaires et cervicales tuméfiées, présentant

enfin tous les attributs du lymphatisme le plus ac-
cusé, pour ne pas dire de la scrofulose. D'ailleurs
bon appétit, sommeil naturel, sauf les interrup-
tions par les quintes de toux.

Percussion rien, auscultation râle muqueux
dans les gros tuyaux aérifères, voilà tout. Par la
palpation on sent les ganglions sous-sternaux
qui sont engagés et endoloris, point de crachements sanguinolents.

Le premier traitement thermal fit un bien extraordinaire, le soleil, l'air vif et embaumé des mon-
tagnes doivent y avoir pris une large part ; enfin
notre petite malade partit toussant moitié moins,
les glandes avaient beaucoup diminué, le teint
vif et rosé annonçait le retour à la santé la plus
parfaite.

L'hiver fut passé à Cannes, l'année suivante retour au Mont-Dore, état bien meilleur. Ce second
traitement fit disparaître tout le cortége ganglio-
naire. La toux, pour ainsi dire nulle, et la santé, se
maintinrent jusqu'à l'âge de seize ans qui devait
décider de l'avenir de cette jeune fille. La menstrua-
tion ne put s'établir, la fluxion se portait du côté
des organes thoraciques. Mlle *** me revint en 1873,
tuberculeuse au plus haut degré. Les eaux furent
inutiles et elle mourut poitrinaire au commence-
ment de l'hiver suivant.

Nul doute que, dans ce cas, les eaux ont eu la
puissance d'une guérison pendant huit ans, et que,
très-probablement, si les parents de cette jeune fille

l'eussent ramenée à plusieurs reprises au Mont-Dore pour favoriser le mouvement menstruel, l'évolution de la tuberculose ne se fût peut être pas développée.

Je m'arrête à ce contingent d'observations, généralement heureuses, qui démontrent d'une manière péremptoire l'efficacité des eaux dans le traitement de certaines phthisies, même tuberculeuses Si j'étais obligé de rapporter les nombreux cas d'insuccès, c'est alors que notre ouvrage serait volumineux.

Mais, comme nous l'avons déjà dit, cette maladie est si grave, tellement au-dessus des ressources de l'art, qu'un soulagement est déjà un bienfait. Très-généralement les eaux raniment le sujet, facilitent l'hématose, augmentent l'appétit, procurent du sommeil, enfin prolongent l'existence sans trop de tourments.

J'ajouterai pour terminer, qu'un traitement bien dirigé n'empire jamais le mal. Par exemple, à la dernière période, il faut se défier de l'état colliquatif de la fièvre hectique et des hémoptysies.

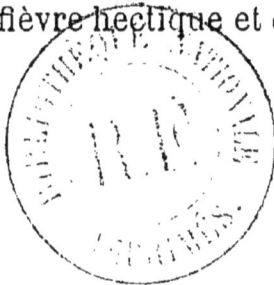

FIN.

Clermont-Ferrand, imp. Boucard, rue Pascal, 29.

www.ingramcontent.com/pod-product-compliance
Lightning Source LLC
Chambersburg PA
CBHW070813210326
41520CB00011B/1933